UN MOT D'HISTORIQUE

SUR

LE DIABÈTE SUCRÉ

SA THÉORIE PANCRÉATIQUE

Par le Dr L. BAUMEL [1]

Le diabète sucré est une maladie qui semble, de nos jours, devenir de plus en plus fréquente.

On peut se demander toutefois si cela ne tiendrait pas à la facilité plus grande avec laquelle nous arrivons à son diagnostic et aux connaissances plus étendues que nous avons de cette maladie, grâce aux nombreuses observations cliniques et expérimentales qui en ont été publiées dans ces derniers temps.

Pendant longtemps en effet, depuis la découverte des urines sucrées, une obscurité fort grande enveloppa l'origine première de cette maladie, dont les causes et la pathogénie, primitivement difficiles ou même impossibles à connaître, ont été, dans ces dernières années, éclairées d'un jour nouveau à la faveur de nouvelles recherches cliniques et expérimentales.

Pour donner une idée assez exacte du vague et de l'indécision qui ont tout d'abord régné dans l'établissement d'une théorie pathogénique du diabète sucré, il me suffira de citer les théories gastro-intestinales (Bouchardat), sanguine (Pettenkofer et Voit, Mialhe), pulmonaire (Reynoso), nerveuse (Dickinson), hépatique (Cl. Bernard), pancréatique enfin (Popper), qui ont été

---

[1] Communication faite à l'Académie des Sciences et Lettres de Montpellier dans sa séance du 22 juin 1891.

tour à tour émises à son sujet et que l'on a défendues avec une autorité plus ou moins grande et des preuves plus ou moins convaincantes.

Chacune d'elles a eu ses partisans comme ses adversaires.

Toutes, dans leur exagération, ont été utiles en ce sens qu'elles ont provoqué un contrôle sévère exigeant de nouvelles recherches ; mais toutes ont été successivement abandonnées.

Le dernier mot sur la question semblait être resté à un illustre physiologiste et expérimentateur français, ainsi qu'à sa théorie hépatique.

Celle-ci a fait loi jusque dans ces derniers temps et, de nos jours encore, elle compte de nombreux partisans.

Claude Bernard avait eu, en effet, le mérite de découvrir la fonction glycogénique du foie et de produire expérimentalement, chez le chien, la glycosurie par la piqûre d'un point déterminé du plancher du quatrième ventricule.

Même dans ce dernier fait, le célèbre professeur du Collège de France vit une influence exercée à distance sur le foie, par l'intermédiaire du système nerveux ; et, si l'excitation du bout périphérique du pneumogastrique sectionné venait contredire jusqu'à un certain point son assertion, l'excitation du bout central du même nerf produisait, au contraire, entre ses mains, *l'augmentation de la glycosurie expérimentale.*

Claude Bernard avait primitivement supposé, dans sa très remarquable expérience, que l'excitation, partie du bulbe, devait avoir pour aboutissant le foie (siège de la fonction glycogénique) et comme conducteur le pneumogastrique qui, prenant son origine à la partie inférieure et latérale du quatrième ventricule, donne des filets terminaux, pour le côté gauche principalement, à l'organe hépatique.

Par sa contre-expérience, Claude Bernard se sentit obligé de reconnaître que l'excitation du pneumogastrique, loin d'avoir une action centrifuge, comme il l'avait supposé tout d'abord, en avait une en sens inverse, c'est à dire que le pneumogastrique ne pouvait être incriminé, dans la production de la glycosurie ou l'augmentation de celle-ci, que comme voie centripète.

Le foie étant toujours l'organe visé par Claude Bernard dans la pathogénie de la glycosurie, le célèbre physiologiste s'arrêta à l'idée d'une excitation qui, partie du pneumogastrique et répercutée par la moelle allongée, avait pour aboutissant le foie où elle était conduite par les filets, du sympathique, complétant ici l'arc réflexe et y jouant le rôle de voie centrifuge.

Tel était, dans ses traits principaux, l'état de la science il y a quatorze ans à peine, au moment où parurent les fort intéressantes leçons du professeur du Collège de France sur le diabète sucré (1877)[1].

Trois ans plus tard (1880), dans le service de la clinique médicale à Montpellier, je commençais mes recherches sur cette maladie, dont les cas, dans nos hôpitaux, ne sont pas extrêmement nombreux.

Toutes les théories pathogéniques émises jusque-là, la théorie hépatique en tête, s'offraient à mon esprit, et mon embarras était grand, je l'avoue sans difficulté, lorsque sur mon premier malade je m'aperçus bien vite que le foie, *mat*, était *indolore*, tandis qu'une *douleur* était accusée, au contraire, par le patient, au niveau de l'estomac, *sonore* à l'état de vacuité.

Cette zone de sonorité est d'autant plus grande, dans le diabète sucré, que les malades, mangeant beaucoup (polyphagie), présentent d'ordinaire une dilatation gastrique plus ou moins considérable.

Cette douleur était d'autant plus intense que la percussion, au lieu d'être superficielle et de s'adresser à l'estomac lui-même, était profonde et, par conséquent, traduisait l'état des organes immédiatement situés derrière lui.

Enfin la disposition transversale qu'elle affectait ne laissait subsister aucun doute sur son véritable siège. Il s'agissait bien là du pancréas.

Le malade appartenait à la race noire. Il était atteint d'ailleurs de cette forme spéciale de la maladie à laquelle on donne le nom de *diabète maigre*, en raison de l'émaciation extrême que présentent les sujets qui en sont atteints.

C'est précisément dans *cette forme de diabète* que M. Lancereaux[2] et son élève M. Lapierre[3] proclament la *constance de la lésion pancréatique*.

Le diabète maigre se caractérise en outre par une glycosurie excessive et une polyurie extrêmement abondante.

Les proportions de l'une et de l'autre ne sont jamais aussi marquées, tant s'en faut, dans le *diabète gras*.

Dans cette dernière forme, les malades conservent un embonpoint assez

---

[1] Cl. Bernard ; *Leçons sur le diabète et la glycogenèse animale*. Paris, 1877.

[2] Lancereaux ; *Diabète maigre* (Leçon clin., mai 1879, in *Union médicale*, 1880).

[3] Lapierre ; Thèse de Paris, 1879.

notable, si même ils n'en acquièrent pas davantage, ainsi que Popper[1] paraîtrait assez disposé à l'admettre.

Bouchardat[2], avant Lancereaux, avait le premier signalé l'existence de lésions pancréatiques dans *quelques cas* de diabète sucré.

Certains auteurs, et en particulier M. le professeur Cantani[3] (de Naples), en avaient signalé plusieurs autres ; mais à côté de ces faits en petit nombre, s'en trouvaient de beaucoup plus nombreux et contradictoires, auxquels on ne pouvait pourtant pas refuser toute espèce de valeur.

On était loin toutefois, on le voit aisément par ce rapide aperçu historique, de songer à une généralisation possible et de reconnaître à tous les cas de diabète sucré une origine pancréatique.

Aussi ma première observation fut-elle publiée sous le simple titre : *Calculs pancréatiques observés dans un cas de diabète maigre* (*Montpellier médical*, février 1881).

On lit à la dernière page de ce travail, et sous forme de conclusion, ce qui suit :

« Ce fait vient à l'appui des idées généralement reçues, c'est-à-dire de la *fréquence des lésions pancréatiques* dans le diabète. Il est à remarquer cependant que dans la plupart des cas on s'est contenté d'un examen *macro-scopique* des organes, tandis que *rarement on a eu recours à l'examen histologique*, et si l'on a observé la sclérose périglandulaire (autour des canaux et culs-de-sac), *jamais on n'a noté l'altération vasculaire* telle qu'elle est décrite dans la note de M. Carrieu[4]. »

---

[1] Popper ; *Das Verhältniss des Diabetes zu Pancreas Leiden und Fettsucht* (*Oester. Zeitschr. für prakt. Heilkunde*, n° 11).

[2] A. Bouchardat ; *De la glycosurie ou diabète sucré*. Paris, 1875, pag. 108.

[3] Arnoldo Cantani ; *Le diabète sucré*. traduit par H. Charvet. Paris, 1876, pag. 338 et suiv.

[4] Voici ce qu'on lit dans la note que me remit M. Carrieu : « Les *vaisseaux* se font remarquer tout d'abord par leur *nombre*, *l'épaississement de leurs parois* et leur *dilatation anormale*. Leurs *parois extérieures portent des travées conjonctives très dures*, qui se subdivisent en enserrant les tubes glandulaires. Ceux-ci ont été étouffés par le développement du tissu conjonctif, etc., etc. » Et plus loin : « En résumé, la lésion paraît consister en une *hypertrophie du tissu conjonctif adulte* ayant pour point de départ les *vaisseaux*, etc. »

Ces lésions viennent d'être étudiées tout récemment, à Lyon, par MM. Lannois et G. Lemoine ; *Arch. de Méd. expér. et d'Anat. pathol.*, janvier 1891.

J'ajoutais, en terminant : « Je dois en outre, avec le concours de M. Lannegrace, faire sur les animaux des expériences ayant pour but de supprimer le pancréas et de voir si nous pourrons ainsi provoquer la glycosurie [1]. »

Dès 1881, c'est-à-dire la même année et sans avoir, pour des raisons indépendantes de notre volonté, fait ces expériences sur les animaux, la même année, dis-je, commençait à paraître dans le *Montpellier médical*, (novembre 1881) pour être terminé l'année suivante (janvier et mai 1882), mon second travail intitulé : *Pancréas et Diabète*.

Celui-ci, basé sur l'observation précédente et sur deux autres de diabète maigre, comprenait aussi *un cas de diabète gras*, suivi d'autopsie, *avec lésion pancréatique*.

Ainsi que le reconnaît le regretté Dreyfous, dans sa remarquable thèse d'agrégation (Paris, 1885), c'est là le premier cas de diabète gras dans lequel on ait trouvé une lésion pancréatique [2].

Cette lésion était surtout microscopique et caractérisée par une dégénérescence graisseuse (examen histologique fait par M. Carrieu).

De là à une généralisation dans la pathogénie du diabète sucré, il n'y avait qu'un pas. Il eût été jusqu'à un certain point aisé de le franchir. Mais il restait à interpréter la pathogénie du diabète nerveux et expérimental.

Non seulement la découverte de la lésion du pancréas dans le diabète gras permettait une extension plus grande de la théorie pancréatique du diabète sucré ; mais par sa nature, son caractère, sa superficialité, cette lésion expliquait, jusqu'à un certain point, les différentes formes cliniques revêtues par cette maladie : *Diabète gras, Diabète maigre*.

Glycosurie et diabète sucré ne faisaient désormais plus qu'une seule et même chose, à des degrés différents toutefois.

Dans mes observations, à côté de cas typiques de diabète gras et de diabète

---

[1] Bouchardat et Sandras avaient obtenu ce résultat dans une de leurs observations (Bouchardat ; *loc. cit.*).

[2] F. Dreyfous ; *Pathogénie et accidents nerveux du diabète sucré*. Thèse d'agrégation, Paris, 1883.

maigre s'en trouvait un de diabète *mixte*. Ce fait *n'avait jamais été signalé* jusque-là.

Restait à donner, je le répète, l'interprétation du diabète nerveux et expérimental.

Je pense avoir atteint ce résultat, il y a déjà dix ans, lorsque, en étudiant la sécrétion pancréatique en vue du diabète, je me trouvai, non sans surprise, en présence du fait suivant.

Un physiologiste allemand, Bernstein, s'occupant de la sécrétion pancréatique, sectionne le pneumogastrique comme Claude Bernard, excite comme lui le bout périphérique de ce nerf et n'obtient pas plus d'effet, à son point de vue, que n'en obtenait le physiologiste français relativement à la glycosurie.

Toutefois, tandis que l'excitation *du bout central* du nerf sectionné produisait, entre les mains de Claude Bernard, *l'augmentation de la glycosurie* expérimentale consécutive à la piqûre du quatrième ventricule, l'excitation de cette même partie du nerf donnait lieu, entre celles de Bernstein, à *l'arrêt de la sécrétion pancréatique* [1].

Le diabète nerveux et expérimental n'échappait donc point lui-même à l'interprétation pathogénique précédente de la maladie. Il permettait à son tour de lui assigner pour origine le trouble survenu dans les fonctions du pancréas.

Me basant alors sur la *constance de la lésion pancréatique dans tous les cas* que j'avais observés, et cela aussi bien dans le diabète maigre que dans le diabète gras; en présence de la conciliation possible des faits cliniques et de ceux d'ordre expérimental, je concluais à la généralisation d'une théorie pancréatique, applicable, non seulement à la majorité mais à la totalité des cas de diabète sucré.

Voici mes propres termes :

« La cause du diabète n'est pas élastique, comme on l'a prétendu ; elle est *toujours due à une lésion* parfois *macroscopique*, souvent *microscopique*, d'autres fois simplement *dynamique* (action nerveuse ou circulatoire), du

---

[1] Bernstein, cité par Beaunis ; *Physiologie humaine*. Paris, 1882. Sécrétion pancréatique.

pancréas. Quelle que soit celle de ces causes qui agit pour produire le syndrome clinique diabète, c'est toujours en supprimant ou diminuant la sécrétion du suc pancréatique [1]. »

Plusieurs années après, dans un troisième travail intitulé : *Cas de diabète traité par la pancréatine et le régime azoté (Montpellier médical, 1886)*, je montrais le rôle prépondérant dévolu aux substances amylacées alimentaires dans la production du glycose éliminé par le diabétique.

Dans ce cas particulier, la courbe de la glycosurie descendit, sous l'influence du régime azoté exclusif, de 760 gram. par 24 heures, à 76, pour remonter aussitôt après la reprise du régime commun.

Quant à la courbe de l'urée, basse avant le régime azoté, elle se releva au début de celui-ci et resta haute jusqu'au moment où le malade reprit le régime ordinaire.

Cette courbe de l'urée, que j'ai publiée avec celle du sucre (*Leçons sur les maladies de l'appareil digestif et de ses annexes*, tom. II, 1889), présente ce fait particulièrement intéressant que, située au dessous de la courbe glycosurique au début, elle croise celle-ci, lors de sa chute sous l'influence du régime azoté, pour rester au-dessus d'elle aussi longtemps que dure la même alimentation. Elle la croise de nouveau, mais en sens inverse, aussitôt après la reprise du régime commun.

Dans plusieurs leçons, relatives au diabète sucré et contenues dans les deux volumes précités, je n'ai fait que confirmer, en le développant toutefois, ce que j'avais dit dans mes travaux antérieurs sur la pathogénie du diabète sucré. Deux de ces leçons sont même consacrées au *traitement pathogénique* de cette maladie.

Le pancréas devient alors un organe qui, comme le foie, peut présenter des inflammations ou catarrhes venus de l'intestin, des calculs de ses voies d'excrétion, des altérations : syphilitiques, scléreuses, kystiques, cancéreuses, parasitaires, etc., justiciables d'un même traitement que les maladies analogues des autres organes.

De plus, indépendamment des autres symptômes auxquels peuvent

---

[1] Baumel ; *Pancréas et diabète (Montpellier médical*, 1881 et 1882).

donner lieu ses divers états pathologiques, il en est un qui, mieux que tout autre, est susceptible de traduire plus particulièrement les souffrances du pancréas, je veux parler de la glycosurie et du diabète sucré.

Celui-ci est intermittent ou continu, grave ou léger, suivant les cas, suivant aussi les lésions qui le déterminent.

J'ai été, pendant huit ans au moins, le seul de cet avis, et aujourd'hui encore les partisans de la théorie pancréatique du diabète se comptent, malgré les remarquables expériences auxquelles elle a donné lieu partout.

Depuis deux ans à peine, deux professeurs allemands, MM. les Drs Minkowski et von Mering (de Strasbourg), ont eu le grand mérite de rendre diabétiques autant d'animaux (chiens, lapins, pigeons) qu'ils ont fait d'extirpations pancréatiques.

Leur première communication sur ce sujet a été faite à la Société des naturalistes et médecins de Strasbourg le 20 mai 1889 [1].

A la même époque, un professeur italien, M. Nicolas de Dominicis (de Naples), faisait les mêmes expériences et obtenait, à peu de chose près, les mêmes résultats [2].

Si cet auteur n'a obtenu la glycosurie que 21 fois sur 34 expériences, il n'en signale pas moins un fait de la plus haute importance quand il nous dit que les animaux chez lesquels on n'a pas observé de glycosurie présentaient cependant tous les autres signes du diabète : polyphagie, polydipsie, polyurie, etc., etc. [3].

Plus tard (1890), un médecin anglais, Robert Saundby (de Birmingham), publiait le bilan des lésions anatomiques rencontrées à l'autopsie des diabétiques [4].

En tête de ces lésions, comme importance, il fait figurer celles dont le pancréas est le siège.

---

[1] Minkowski ; *Semaine médicale*, 1889, pag. 175 (Voyez aussi J. von Mering und O. Minkowski ; *Diabetes mellitus nach Pancreas extirpation*. Leipzig, 1889).

[2] Prof. Nicola de Dominicis ; *Extirpazione del pancreas negli animali. Diabete mellito sperimentale*, Napoli, 1889, et *Giornale intern. delle Scienze Mediche*, Anno XI.

[3] Id. ; *Extirpation expérimentale du pancréas. Gaz. hebd. de Paris*, décembre 1890.

[4] Saundby ; Lettres d'Angleterre, in *Semaine médicale*, septembre 1890, pag. 350.

Plusieurs expérimentateurs français ont pratiqué depuis, comme les professeurs allemands et italiens, l'ablationdu pancréas, et toujours ils ont obtenu le diabète sucré expérimental, à la condition expresse, formulée par M. Minkowski, d'enlever l'organe en totalité. Ce sont MM. Lépine, Lannois et G. Lemoine, à Lyon ; M. Hédon, à Montpellier. On a vu aussi quelquefois la glycosurie se faire attendre (de Dominicis) ou alterner avec le diabète insipide (Hédon).

C'est un fait que l'on observe aussi chez l'homme, et nous savons qu'à la période agonique du diabète sucré, par exemple, le glycose peut faire totalement défaut dans les urines, de même que l'intermittence de la glycosurie, liée à l'impaludisme ou à une lésion passagère et mobile (calculs oblitérant le canal de Wirsung), se présente assez fréquemment à l'observation clinique.

Nous savons aussi que la fièvre, la formation d'épanchements dans les cavités séreuses ou le tissu cellulaire sous-cutané, la diarrhée enfin, peuvent faire cesser complètement la glycosurie ou l'atténuer dans de singulières proportions.

Il n'est pas jusqu'à la nourriture elle-même qui ne joue un rôle considérable dans l'augmentation ou la diminution de ce symptôme chez les diabétiques.

L'alimentation agit non seulement par sa qualité et sa quantité, mais encore par sa digestibilité plus ou moins grande et l'absorption plus ou moins facile des substances ingérées.

C'est en tenant suffisamment compte de ces divers éléments modificateurs de la glycosurie que l'on arrivera à se faire une idée exacte du rôle important dévolu, à l'état normal comme à l'état pathologique, à cette glande abdominale dont la physiologie reste pourtant encore si obscure, malgré toutes les preuves cliniques et expérimentales, de jour en jour plus nombreuses, accumulées en faveur de la théorie pancréatique du diabète sucré.

Cette théorie, je crois avoir le droit de dire que je l'ai appliquée, le premier, à tous les cas de diabète, il y a bientôt dix ans [1].

---

[1] Baumel ; *loc. cit.*, 1881-82.

Aujourd'hui, plusieurs théories pancréatiques sont en présence pour expliquer la pathogénie du diabète sucré.

Je ne ferai que mentionner celle, tout hypothétique et incomplète, de Popper, qui ne vise que la transformation des substances grasses dans l'organisme ; celle que j'ai formulée en me basant sur mes observations cliniques et mes recherches anatomo-pathologiques ; celle enfin de M. le professeur Lépine qui, s'appuyant sur les études anatomiques de M. le professeur Renaut, a pour but de considérer le pancréas comme une glande vasculaire sanguine.

Il ne m'appartient pas de juger la chose au point de vue de la physiologie pure.

Tout ce que je puis dire, c'est que M. Lépine qui, tout d'abord, attribuait à un ferment glycolytique issu du pancréas [1] un rôle considérable et pour ainsi dire exclusif dans la destruction du glycose contenu dans le sang, serait aujourd'hui assez disposé à admettre l'origine multiple de ce ferment, ce qui le met dans l'impossibilité absolue de nous dire pourquoi le diabète sucré résulte toujours de l'ablation totale du pancréas.

Si le savant professeur de Lyon attribue des origines multiples à ce ferment, c'est parce que, dans sa première hypothèse, il devenait impossible d'expliquer la disparition, à un moment donné, de la glycosurie survenue après l'extirpation du pancréas, et il a vu là une fonction pancréatique, d'abord supprimée, puis suppléée par celle d'un autre organe encore inconnu.

M. Lépine affirme, d'après ses expériences, que ce ferment glycolytique existe à l'état normal dans le sang, ce que lui contestent d'ailleurs très vivement M. Arnaud (*Académie des Sciences*, 26 janvier 1891) et M. Arthus (*Soc. de Biologie*, 18 avril 1891).

Ces questions sont extrêmement difficiles. Elles touchent à la chimie biologique ainsi qu'à la physiologie expérimentale, dont le concours nous est absolument nécessaire pour arriver à résoudre ce problème délicat.

---

[1] « Il paraît certain que ce ferment provient du pancréas. » Lépine, Académie des Sciences, séance du 8 avril 1890.

Il me sera permis toutefois, à leur sujet, de signaler une erreur commise à mon égard.

Dans un de ses premiers articles [1], M. le professeur Lépine s'exprime en ces termes à propos du ferment glycolytique : « Ce ferment, dont l'existence a été *soupçonnée* par le génie de Cl. Bernard, mais qu'on a laissé jusqu'ici dans l'ombre »; et dans un second : « Si beaucoup d'auteurs ont plus ou moins parlé de la présence dans le foie ou dans le sang d'un ferment diastasique susceptible de *transformer le glycogène en sucre, personne, sauf* Cl. Bernard, *n'a signalé la possibilité de l'existence d'un ferment glycolytique* [2]. »

M. Lépine, qui a bien voulu, une première fois, m'honorer d'une rectification [3] relativement aux influences nerveuses qui peuvent, d'après moi, en agissant sur le pancréas, produire le diabète, n'aura, je l'espère, aucune difficulté à m'en accorder une seconde au sujet du ferment que je n'ai point appelé, comme lui, *glycolytique*, mais que j'ai simplement dénommé *destructeur du glycose*.

Je lui reconnaissais une origine pancréatique, dans mon travail intitulé : *Pancréas et Diabète*, 1881-1882.

J'en admettais le passage *jusque dans le foie*. J'avouais donc implicitement son existence dans la circulation de la veine-porte qui y conduit et par suite dans le sang.

« N'est-ce pas, disais-je à cette époque (1882), à la différence et à la succession de milieux (tube intestinal et glande hépatique), n'est-ce pas à la présence des *ferments*, aérobies dans l'un, anaérobies dans d'autres, que l'on doit la *transformation complète du glycose* démontrée par le fait de la présence d'alcool, observée par M. J. Béchamp dans le foie d'animaux récemment abattus et encore chauds ? » (pag. 34).

Si des doutes pouvaient encore exister à cet égard dans l'esprit de quelqu'un, je renverrais non seulement à mes premiers travaux sur la question,

---

[1] Lépine ; *Semaine médicale,* 3 juin 1891, pag. 280.
[2] *Id., ibid.,* 1er juillet 1891, pag. 329.
[3] *Id., ibid.*

mais encore à mes leçons sur les maladies de l'appareil digestif et de ses annexes, 1888-1889, où l'on trouve le passage suivant, fort explicite, à mon avis :

« Quant aux cas pathologiques ou diabètes proprement dits, il nous serait facile d'en donner la raison étiologique si nous connaissions à fond l'action du suc pancréatique sur les aliments et les effets de sa résorption sur l'économie.

» La première est à peine entrevue, les seconds sont complètement ignorés (Beaunis).

» Ne considérant que les substances amylacées, il nous est permis de nous demander quelle est *l'action exercée par le ferment* diastasique *pancréatique* sur ces substances, déjà transformées en glycose par la salive.

» N'y aurait-il pas dans l'intestin lui-même une *réduction partielle et plus ou moins considérable du glycose* qu'il contient ?

« Le *ferment* ne serait-il pas au contraire *absorbé* en même temps que le glycose, destiné qu'il serait à transformer en celui-ci la substance glycogène du foie, ou le *glycose lui-même en ses produits ultimes de décomposition, alcool et acide carbonique ?*

» Le foie contient, en effet, un ferment diastasique dont la provenance et l'origine nous échappent complètement.

» Le même ferment, *résorbé au contraire* dans le diabète en même temps que le suc pancréatique, ne transformerait-il pas trop vite en glycose la substance glycogène du foie, dans lequel il arriverait trop vite par la circulation veineuse pancréatique, sans passer par l'absorption intestinale ?

» Toutes ces hypothèses sont également admissibles. C'est à la physiologie et à la médecine expérimentales de nous montrer un jour l'importance plus grande de l'une ou de l'autre de ces influences, le rôle différent, isolé ou simultané, attribuable à chacune d'elles [1]. »

D'ailleurs, je ne tiens nullement, pour le moment du moins, à faire triompher ma théorie, que je n'ai jamais considérée, après tout, que comme un essai d'interprétation des faits pathologiques.

Je reviendrai ultérieurement, s'il y a lieu, sur ce point.

---

[1] L. Baumel ; *Leçons sur les maladies de l'appareil digestif. Pathologie des annexes,* tom. II, pag. 172, 1889.

Il me suffit actuellement d'établir que, le premier, au nom de la clinique d'abord, de l'anatomie pathologique ensuite, j'ai *généralisé* à tous les cas de diabète sucré l'*origine pancréatique*, que j'ai *unifié* la *pathogénie* de cette maladie, que j'en ai *expliqué* les *différentes formes cliniques*: diabète gras, diabète maigre, diabète mixte, diabète nerveux, diabète intermittent, etc.

C'est ce que reconnaissent d'ailleurs, de très bonne foi, la plupart des auteurs, français ou étrangers, qui se sont occupés dans ces derniers temps de la question.

Voici, en effet, en quels termes s'exprime à ce sujet M. le professeur Minkowski dans une lettre qu'il m'a écrite de Strasbourg, à la date du 3 octobre 1889 :

«Vous êtes le premier qui ait prétendu que tout diabète repose sur une affection du pancréas (Minkowski).»

Voici, en outre, les propres termes dont il s'est servi au Congrès des naturalistes et médecins allemands tenu à Heidelberg le 20 septembre 1889 :

«Pendant que de tous côtés s'élevaient contre cette conception des raisons qui se résumaient en ce que les altérations observées sur le pancréas ne pouvaient pas être l'origine du diabète, mais des états consécutifs ou que les deux, diabète et maladie du pancréas, pouvaient être rapportés à une commune origine, peut-être à une affection de l'appareil nerveux, un auteur français, Baumel à Montpellier, a, depuis quelques années, cherché à généraliser encore plus la théorie de l'origine pancréatique du diabète.

»Baumel a défendu l'opinion que, en général, *tous* les cas de diabète sont la conséquence d'une maladie du pancréas. Il s'appuyait principalement sur les résultats de ses recherches anatomo-pathologiques. Il affirmait avoir trouvé dans tous les cas de diabète des altérations du pancréas confirmant son opinion, dans les cas légers seulement microscopiques, dans les graves aussi macroscopiques.

»Je crois que ce serait être trop sceptique, si l'on voulait encore, après les résultats de nos expériences, douter que pour le moins certains cas de diabète sucré chez l'homme soient tributaires du pancréas. Si après l'extirpation du pancréas chez les chiens doit se produire un diabète grave, alors aussi de toute façon une maladie de cet organe chez l'homme peut devenir la cause d'un diabète.

»Dans les cas de diabète où l'on a trouvé réellement de graves lésions du pancréas, il n'y a pas de difficulté à admettre que ces lésions soient considérées comme l'origine et la cause de la maladie. Mais je crois qu'on est du moins en droit de se demander *si en réalité tous les cas de diabète ne proviennent pas de troubles de la fonction pancréatique*[1].»

Il y a quelques mois à peine (décembre 1890), M. le professeur de Dominicis (de Naples) donnait la même approbation à ma manière de voir, dans un article intitulé : *Extirpation expérimentale du pancréas* et inséré dans la *Gazette hebdomadaire* de Paris.

Voici comment il s'exprime à la fin de son travail :

« Et je vais enfin me persuader que les recherches ultérieures pourraient confirmer l'opinion, *énoncée la première fois par M. Baumel* (*Pancréas et Diabète, Montpellier médical*, 1882, tom. LXVIII, pag. 460), que chaque diabète est d'origine pancréatique, causé par des lésions soit macroscopiques, soit microscopiques de cette glande, soit même dynamiques (action nerveuse, vaso-motrice ou trophique) »

Enfin, plus récemment encore, paraissait en Angleterre l'ouvrage de M. Robert Saundby (de Birmingham) sur le diabète sucré.

Voici un fragment de l'analyse de cet ouvrage, parue dans la *Revue de médecine* du mois de mai 1891.

Robert Saundby « conclut en disant que les lésions que l'on rencontre chez les diabétiques sont assez complexes. Il croit qu'*on doit attacher la plus grande importance à l'atrophie du pancréas*, les lésions du *sympathique abdominal* ont aussi une grande valeur, mais sont trop inconstantes pour être la base d'une théorie ; celles du foie sont probablement *secondaires à l'hyperémie.* »

Voici d'ailleurs les propres termes dont le professeur anglais se sert à mon sujet, dans son ouvrage : « Le Dr *Baumel*, dans un article publié dans

---

[1] Minkowski ; Communication du 20 septembre, in *Tageblatt der 62 Versammlung deutscher Naturforscher und Aerzte in Heidelberg*, 1889, et *Berlin. klin. Wochensch.*, 1890, n° 8.

le *Montpellier médical* de 1881-1882, a été le *premier* à affirmer que cette maladie du pancréas était la cause régulière du diabète, et dans la même communication il rapportait un cas de diabète sans émaciation (*diabète gras*) dans lequel cette association existait. *A lui, donc, revient l'honneur dû à l'auteur qui le premier a reconnu distinctement la pleine signification de la lésion pancréatique dans le diabète* [1].»

Voilà bien, confirmée de tous côtés l'opinion que je me fais, depuis dix ans, de l'origine pancréatique de tout diabète sucré.

Si j'ai cru devoir exposer aujourd'hui les résultats de mes recherches, déjà anciennes, et les approbations qui leur ont été données dans ces derniers temps, en France comme à l'étranger, c'est dans le but de montrer la part que j'ai prise à l'étude de cette question toute d'actualité et qui intéresse au plus haut point ceux qui s'adonnent aux travaux de l'esprit en raison du contingent considérable fourni par eux à la statistique du diabète.

---

[1] Robert Saundby; *Lectures on diabetes*. London, 1891, pag. 67.

Montp. — Typ. Charles Boehm.